INDICATEUR MÉDICAL

ET TOPOGRAPHIQUE

D'AIX-LES-BAINS

(SAVOIE)

POUR 1856

Par le docteur baron DESPINE

médecin de l'établissement royal des Bains,
ancien médecin de l'hospice des Baigneurs et de l'hôpital militaire d'Aix,
chevalier de l'ordre des SS. Maurice et Lazare,
membre correspondant de l'Académie des sciences de Turin,
de la Société d'hydrologie médicale de Paris, etc., etc.

COMPRENANT

UN PRÉCIS TOPOGRAPHIQUE ET HISTORIQUE D'AIX,
SES SOURCES MINÉRALES,
LES MALADIES TRAITÉES, LES DIVERS MODES D'APPLICATION DES EAUX,
LES PRÉCAUTIONS NÉCESSAIRES AVANT, PENDANT ET APRÈS LA CURE ;
LES PROMENADES, CURIOSITÉS, FRAIS DE SÉJOUR ;
AVEC UN TABLEAU D'ANALYSES CHIMIQUES DES DIFFÉRENTES SOURCES,
ET UNE CARTE ITINÉRAIRE DES ENVIRONS D'AIX.

Multa paucis.

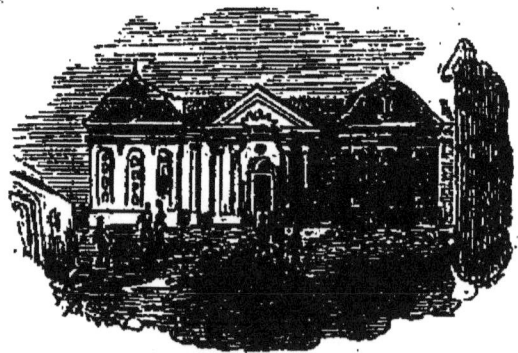

PARIS. — VICTOR MASSON.

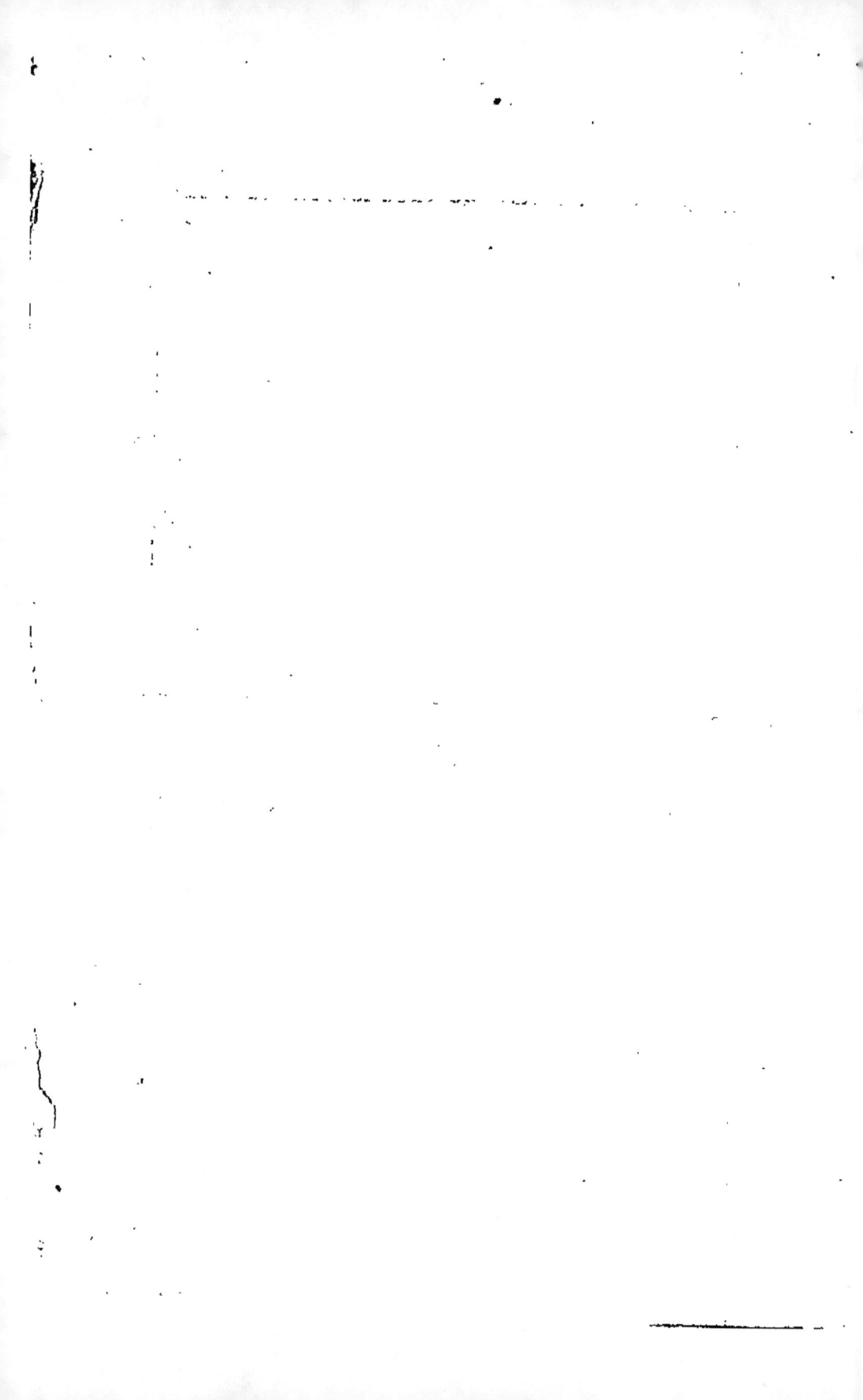

CARTE ITINÉRAIRE
DES ENVIRONS
D'AIX

Légende

Sources minérales
Châteaux
Pics les plus élevés
Abbaye Royale
Points de vue
Grottes

RUMILLY

RUFFIEUX

Culoz

Vion

Chemin

Chanaz

Chindrieux

Massingy

Conjux

Cessens

Mt Dubois

S.ᵗ Félix

Héry

S.ᵗ Pierre
de Curtille

S.ᵗ Germain

ALBENS

les Tresses

S.ᵗ Girod

Chainaz

 Contilllon

Lac

Ontex

Lucey

Hauteur
du Lac
220

HauteCombe

La Biche

Cusy

S.ᵗ Ours

Aleve

Jongieux

du

Mognard

Epersy

S.ᵗ Offenge

les Bauges

VENNE

Billième
Villard
La Chapelle du
Mont du Chat

S.ᵗ Jean de Chevelu

Gresy

Monteel

Innocent

S.ᵗ

Grésalle

Simon

Trévignin

S.ᵗ Paul

Bourdeaux

du

Bourget

Oc.ᵗ

Pugny

AIX
53

Mourly

Mont
d'Azi

le Chateland

S.ᵗ Fr.
de Sales

Dent du Chat

Tresserves

Marfter

Drumellaz

Varagfind

Mont
Margeriaz

le Bourget

Givery

Meyrieux

Mt du lac de l'Epine

Méry

Vinlan

Fourret

les Deserts

Marcieux

Sonnaz

Novalaise

LAMOTTE

Chambéry le Vieux

Vé...

...de Nivolet

Nances

Chateau

S.ᵗ Sulpice

Bissy

Bassens

S.ᵗ Jean d'Arvey

S.ᵗ Alban

Thoiry

Cognin

Lémenc

CHAMBÉRY

Vimines

les Charmeilles
M.ᵈᵉˢ M Rousseau

Challes

INDICATEUR MÉDICAL

ET TOPOGRAPHIQUE

D'AIX-LES-BAINS

(SAVOIE)

POUR 1856

Par le docteur baron DESPINE

Médecin de l'établissement royal des Bains,
Ancien médecin de l'hospice des Baigneurs et de l'hôpital militaire d'Aix,
Chevalier de l'ordre des SS. Maurice et Lazare,
Membre correspondant de l'Académie des sciences de Turin,
de la Société d'hydrologie médicale de Paris, etc., etc.

COMPRENANT :

UN PRÉCIS TOPOGRAPHIQUE ET HISTORIQUE D'AIX,
SES SOURCES MINÉRALES,
LES MALADIES TRAITÉES, LES DIVERS MODES D'APPLICATION DES EAUX,
LES PRÉCAUTIONS NÉCESSAIRES AVANT, PENDANT ET APRÈS LA CURE ;
LES PROMENADES, CURIOSITÉS, FRAIS DE SÉJOUR ;
AVEC UN TABLEAU D'ANALYSES CHIMIQUES DES DIFFÉRENTES SOURCES,
ET UNE CARTE ITINÉRAIRE DES ENVIRONS D'AIX.

Multa paucis.

PARIS

LIBRAIRIE DE VICTOR MASSON

PLACE DE L'ÉCOLE-DE-MÉDECINE

Publications du même auteur.

Manuel de l'étranger aux eaux d'Aix, année 1834. Burdet, libraire.

Manuel de l'étranger aux eaux d'Aix, 2ᵉ édit., revue et augmentée d'un Précis statistique et historique sur la Savoie. Id., 1841.

Bulletin des eaux d'Aix, formant une suite de rapports sur les *Saisons thermales* (années 1835, 1836, 1837, 1838).

Relation d'un voyage médical et observations pratiques faites en France, en Angleterre, en Hollande et en Allemagne en 1830, 31 et 32 (*Repertorio medico-chirurgico del Piemonte*). Turin, 1833.

Rapport inséré dans les *Mémoires de l'Académie royale de Savoie*, au sujet de curieux fragments de sculpture découverts en 1851, lors de la restauration de l'hospice Haldiman, sous la direction du docteur Despine.

Notice sur les découvertes d'antiquités romaines faites à Aix en 1854, présentée à l'Académie des sciences de Turin.

L'été à Aix en Savoie, par Despine et Adolffred, in-8 de 311 pages, orné de charmants dessins de Raffort et Petit. Paris, Dauvin et Fontaine, libraires, passage des Panoramas.

Mémoire lu à l'Académie impériale de médecine de Paris, au sujet d'appareils perfectionnés pour l'emploi des eaux thermales (*Gazette des hôpitaux, ... , 18. .*).

Mémoire sur l'*incubation artificielle* au moyen des *Eaux d'Aix*, présenté à l'Académie des sciences de Paris. (Voyez le journal *l'Institut*, n° du 16 juin 1852.)

Paris. — Imprimerie de L. MARTINET, rue Mignon, 2.

INDICATEUR MÉDICAL

ET TOPOGRAPHIQUE

D'AIX-LES-BAINS.

Position, histoire, salubrité de la ville d'Aix.

La ville d'Aix (*Aquæ Gratianæ*) est située à l'est de la vallée de ce nom, sur le penchant d'une riante colline. Son établissement thermal est à 258 mètres au-dessus de l'Océan, à 32 mètres au-dessus du lac du Bourget, qui occupe le fond de la vallée, et se dirige comme elle du nord au sud, sur une longueur d'environ 14 kilomètres.

Sa population, de 3,850 habitants, est plus que doublée en été par l'affluence des baigneurs. Son importance a plus que triplé depuis 1814, et tend à augmenter par le mouvement qui y rayonne aujourd'hui, la restauration qui s'y fait, sa jonction avec les principales voies ferrées de l'Europe.

La latitude d'Aix est 45° 38′ 58″ ; sa longitude à l'est du méridien de Paris, 3° 34′ 40″. La *flore des environs* est celle des contrées plus méridionales, car le *figuier*, le *grenadier*, le *jujubier* y prospèrent en pleine terre. — L'air qu'on y respire jouit de propriétés calmantes, ainsi que l'expérimentent chaque jour les malades qui, avant leur arrivée, étaient sujets aux insomnies, névralgies, tension nerveuse. L'atmosphère douce et peu variable d'Aix convient admirablement aux personnes rhumatisantes et à celles qui ont la poitrine délicate.

La constitution géologique des environs d'Aix est, à l'est de la vallée, le calcaire jurassique néocomien, dans le groupe crétacé, et, à l'ouest, l'oxfordien et le corallien, dans la série oolitique. Celui à hippurites s'observe spécialement sur la colline d'où sourdent les eaux thermales.

Son climat est tellement sain, qu'en 1435 et en 1564, lorsque la peste étendait ses ravages sur les vallées environnantes, Aix fut préservé de ce fléau. Cette salubrité et l'efficacité des eaux étaient connues des Romains, qui y ont laissé des thermes, un temple, un arc votif admirés des antiquaires.

Aix faisait partie de l'ancienne Allobrogie. — Après avoir appartenu à Rodolphe III, roi de Bourgogne, et avoir été un objet de contestation entre les maisons des ducs de Savoie et des comtes de Genève, il demeura enfin, par un traité conclu en 1295, sous la domination des premiers, qui l'érigèrent en baronnie, puis en marquisat.

Au xiiiᵉ siècle, la ville fut réduite en cendres. Au xviᵉ siècle fut construit le château d'Aix, dans lequel on observe trois époques distinctes qui rappellent les phases ou changements qu'a éprouvés la ville. Il est antique par le temple de Diane, qui a servi de base à sa grande tour, où est installé aujourd'hui le théâtre. Il est gothique-arabe par son remarquable escalier, et moderne par sa salle de bal. — Cet édifice appartient à M. le marquis d'Aix-Sommariva. — Il a servi de cercle pour MM. les étrangers dès 1824 à 1849.

Aix a produit un homme illustre, Claude de Seyssel, l'historien de Louis XII, évêque de Marseille en 1515, grand diplomate et philologue distingué. C'est là un titre nobiliaire que les révolutions n'infirmeront point.

Deux établissements principaux contribuent à la prospérité de la ville : l'établissement thermal, bâti en 1772, par le roi Victor Amé III, et le casino, élevé en 1848, par une société d'actionnaires, sur les dessins de l'architecte savoisien Pellegrini.

PARTIE MÉDICALE.

Des eaux et de l'établissement thermal.

Les eaux thermales d'Aix forment deux sources distinctes : celle de *Soufre* (chaleur, 45° c.) ; la seconde, dite d'*Alun* ou de Saint-Paul 46°,5. Toutes deux jaillissent en volume énorme sur la hauteur à l'est de la ville, près l'une de l'autre. Elles sont sulfureuses et renferment, outre un grand nombre d'autres substances, des sels de fer, de magnésie et d'alumine. La première marque 4° au sulfhydromètre, et l'autre 3°. Cette dernière, contenant plus de fer et de carbonate calcaire, est plus âpre à la peau, d'où sans doute le sobriquet traditionnel d'eau d'*Alun* qu'elle porte aujourd'hui.

D'après un récent jaugeage, ces eaux fournissent par minute : l'eau de *Soufre*, 1,550 litres ; la source d'*Alun*, 3,342 litres. L'établissement d'Aix est le seul qui utilise six millions de litres d'eau minérale par vingt-quatre heures. D'après leur température élevée, un savant géologue, M. Mousson, estime qu'elles doivent venir d'une profondeur de 1,000 à 1,200 mètres.

Le grand établissement, qui a pour annexes les THERMES BERTHOLLET, où sont les bains et les douches de *vapeur spontanée*, et l'ancien Bain royal (1), divisé en douches et piscines réservées aux indigents, possède le privilége inestimable d'un excellent service thermal.

On y trouve vingt-deux cabinets de douches, deux piscines à natation, sept cabinets de bains, un vaporarium, une salle d'inhalation. — Par l'achèvement des nouvelles constructions, il aura des douches de vapeur spontanées et forcées, des salles d'inhalation perfectionnées, quarante-deux pièces propres à administrer la douche générale ou locale, dix cabinets de bains avec douche moyenne, seize bains simples avec douche locale mobile. — La pression des douches de *Soufre*, aujourd'hui de 2 mètres, pourra s'élever jusqu'à 6 mètres 80 c.; celle d'*Alun* et d'eau froide, à 20 mètres.

(1) « Ce bain (écrivait le docteur Cabias, en 1688) se nomme le *Bain du Prince*, tant à cause des délices qu'anciennement les sérénissimes princes de Savoye y prenoient, qu'à cause de sa beauté et bonne température : on l'appelle maintenant le *Bain royal* depuis que les rois de France s'y sont baignez. Et c'a été le Grand Henry, de glorieuse mémoire, lequel étant venu en Savoye, visita ce lieu, et ayant veu les bains, les uns après les autres, il descendit de cheval, vers le grand bain auquel, avec plusieurs princes de sa cour, il se baigna et lava, l'espace d'une heure, avec autant de plaisir et de contentement comme s'il eut joüi du plus grand plaisir du monde. Ce qu'il témoigna disant que tous les bains et étuves des baigneurs de Paris et de France, et même de l'Europe ne valoyent rien au regard de ceux-ci. »

Présentement, trente-deux *doucheurs* et *dou-cheuses*, trente *porteurs*, un *chef de service*, six *huissiers*, chargés de veiller à ce que chaque malade passe à son tour, deux *sécheurs* et autant de *sécheuses*, deux *postillons* pour transmettre les ordres, concourent au service intérieur et obéissent à l'autorité supérieure d'un *commissaire royal* nommé à cet effet. (M. l'intendant Dupraz, ancien chef de division au ministère de l'intérieur, remplit ce rôle important. L'établissement ne peut que pros-pérer sous sa sage et prudente administration.)

Les employés sont rétribués par des remises pro-portionnelles au produit des eaux, dont un 5 pour 100 est affecté à la caisse des retraites.

On peut juger de la prospérité toujours croissante de l'établissement thermal (1) par le tableau sui-vant :

En 1851 les recettes de l'établissement ont été de fr.	45,900
1852 — — —	55,889
1853 — — —	55,366
1854 — — —	55,869
1855 — — —	62,360

Quant à la direction médicale sous laquelle les

(1) L'établissement se trouve décrit très en détail dans mon *Manuel de l'étranger aux eaux*. Je ne puis que renvoyer à cet ouvrage pour tout ce qui touche à son histoire et à celle de nos eaux minérales.

bains d'Aix ont atteint la haute réputation qui les distingue, elle appartint en 1787 au docteur Joseph Despine, médecin du roi Victor Amé III; en 1830, à son fils, le docteur baron Charles-Humbert-Antoine, et en 1849 à son petit-fils, le docteur baron Constant Despine, actuellement médecin de l'établissement thermal, établissement auquel il a pu, comme inspecteur des eaux, apporter de nombreux perfectionnements, ayant visité dans ce but les principaux bains d'Europe. — L'étranger regrette de ne plus trouver dans l'édifice thermal le musée qu'il y avait créé il y a vingt ans, et qu'on n'y a pas conservé, faute d'un local convenable. Ce musée, sur lequel nous donnerons plus loin quelques détails, renfermait, outre plusieurs appareils utiles à la guérison, un intéressant portefeuille de cas pathologiques rares et plus de soixante pièces en cire représentant au naturel les maladies remarquables guéries par l'usage des eaux. Cet album pathologique ainsi que plusieurs pièces importantes de ce musée continuent à être visibles à Aix, au domicile de M. Despine, qui n'a pas voulu en priver MM. les baigneurs.

Noms de MM. les médecins, exerçant actuellement, classés par ordre d'ancienneté dans la pratique des eaux thermales d'Aix.

Le baron Despine, insp. h.	Guilland.
Davat.	Vidal.
Blanc.	Forestier.
Veyrat.	Gaillard.
Berthier.	Dardel.

Tous les médecins domiciliés à Aix forment une commission médicale consultative, qu'ils sont tour à tour, chaque année, appelés à présider, par rang d'ancienneté.

Pharmaciens.

MM. Bocquin, pharmacien de S. M. et de la famille royale, place Centrale et rue des Bains.
Pichon, rue des Bains.

Des maladies qui sont améliorées par le traitement thermal.

1° Les rhumatismes goutteux, fibreux et musculaires, la sciatique, la goutte chronique, et en général toutes les maladies liées au principe rhumatismal.

2° Les maladies de la peau, les affections scrofuleuses, les tumeurs blanches, les hydarthroses.

3° Les ulcères chroniques, fistules, fausses ankyloses, rétractions tendineuses, caries et autres maladies chroniques des os, les suites de luxations et de fractures.

4° Les affections mercurielles et syphilitiques anciennes.

5° Les engorgements résultant d'une insuffisance des menstrues, les granulations, érosions et ulcères simples du col de l'utérus

6° Les névralgies, l'hystérie et certaines gastralgies.

7° Les affections de la moelle épinière, les paralysies, spécialement celles qui sont la suite de rhumatisme ou de fièvre typhoïde.

8° Les affections dites laiteuses, la chlorose, l'aménorrhée, et en général toutes les maladies dérivant de faiblesse ou d'un vice dans l'innervation.

9° Les catarrhes bronchiques, intestinal et utérin, l'asthme humide.

10° Enfin, les maladies dues à une suppression ou à une répercussion, certaines surdités, l'ophthalmie chronique, l'amaurose rhumatismale, les fièvres intermittentes rebelles, les cas où la constitution lymphatique des sujets les prédispose à la phthisie et aux engorgements abdominaux.

Des maladies qui sont aggravées par le traitement thermal.

Toutes les affections aiguës, celles existant chez des personnes à complexion cachectique, épuisées par de très longues souffrances ou par des pertes ; celles qui ont une tendance au *carus* et autres affections soporeuses ; celles accompagnées d'hémoptysie, de congestion cérébrale, d'anévrysme ; enfin, la phthisie tuberculeuse et la plupart des dégénérescences squirrheuses ou cancéreuses ; en un mot, dans tous les cas extrêmes où la vitalité a subi de très profondes atteintes.

Formalités requises pour prendre les eaux.

Toute personne voulant prendre des douches ou des bains de vapeur présentera au bureau de distribution des billets la *déclaration médicale* prescrite par le règlement, certifiant qu'elle en peut faire usage. Cette attestation est échangée contre une *carte d'admission*, dont le prix (1 franc) est destiné à l'hospice des baigneurs indigents.

Les billets de douches ou vapeurs ne sont délivrés que sur présentation de cette carte d'admission, et échangés au contrôle au fur et à mesure du besoin. La distribution des billets a lieu chaque matin, pendant la durée du service, et l'après-midi, de deux à quatre heures. Toute contre-marque prise dès la veille indique l'heure approximative où l'on prendra la douche le lendemain.

Tarif de l'établissement.

DIVISION DES PRINCES.

Hommes.		Femmes.	
Nos 1, 2, 3, 4.		Nos 1, 2, 3.	
Douches :		Douches :	
avec doucheurs,	1 50	avec doucheuses,	1 50
avec port simple,	2 00	avec port simple,	2 00
avec port double,	2 50	avec port double,	2 50

DIVISION DES ALBERTINS.

Hommes.		Femmes.	
Nos 1, 2, 3, 4, 5, 6.		Nos 1, 2, 3, 4, 5, 6.	
Douches :		Douches :	
avec doucheurs,	1 25	avec doucheuses,	1 25
avec port simple,	1 75	avec port simple,	1 75
avec port double,	2 00	avec port double,	2 00

DIVISION D'ENFER.

Hommes.		Femmes.	
Nos 1, 2, 3, 4.		Nos 1, 2, 3, 4.	
Salle de vapeur,	1 00	Salle de vapeur,	1 00
Douches :		Douches :	
avec doucheurs,	1 25	avec doucheuses,	1 25
avec port simple,	1 75	avec port simple,	1 75
avec port double,	2 00	avec port double,	2 0

DIVISION DU CENTRE.

Hommes.		Femmes.	
N°s 1, 2.		N°s 1, 2.	
Douches :		Douches :	
avec doucheurs,	1 25	avec doucheuses,	1 25
avec port simple,	1 75	avec port simple,	1 75
avec double port,	2 00	avec double port,	2 00

BAINS TEMPÉRÉS ET PISCINES.

Bains sans port,	1 25
Bains avec port simple,	1 75
Bains avec port double,	2 00
Douches locales,	0 75
Douches avec port simple,	1 25
Douches avec port double,	1 75

BERTHOLLET.

Hommes.		Femmes.	
Douches :		Douches :	
avec doucheurs,	1 00	avec doucheuses,	1 00
avec port simple,	1 50	avec port simple,	1 50
avec port double,	2 00	avec port double,	2 00

SERVICE D'EXEMPTION.

Hommes et femmes.

Doucheur ou doucheuse,	0 45
— avec port simple,	0 85
— avec port double,	1 30

Dans les piscines, une leçon de natation se paie 50 centimes en sus du prix du bain.

L'administration ne reprend point les billets non utilisés.

L'exemption des droits de l'établissement, sauf la

rétribution due aux gens de service, est accordée aux
médecins étrangers, aux habitants d'Aix, aux reli-
gieux, aux soldats et sous-officiers de Sa Majesté,
aux préposés des gabelles, aux gardes-forêts, aux
cantonniers des routes royales et provinciales, aux
ouvriers des mines de l'Etat et aux domestiques ou
autres personnes dont l'état de gêne est dûment constaté. Sont dispensés de tout droit les indigents étrangers justifiant de leur pauvreté par des certificats
délivrés et légalisés par les autorités de leur pays,
ainsi que les indigents nationaux présentant une
attestation du syndic de leur commune, visée par
le percepteur des contributions.

Service de l'hôpital.

Cet hospice, fondé en 1813 par S. M. la reine
Hortense, augmenté et réédifié par M. W. Haldiman,
s'est enrichi des dons du roi Charles-Félix, du marquis Costa de Beauregard et de S. M. l'empereur
Napoléon III, etc.

Pour y être admis, il faut, outre le certificat d'in-
digence, consigner entre les mains du caissier la
somme de 35 francs. Le prix des places payantes est
de 1 fr. 50 c. par jour.

Toute demande d'admission doit être adressée à
M. le curé d'Aix, directeur de l'hôpital.

Emploi médical des eaux.

BOISSON. — Il existe en ville des fontaines publiques d'eau thermale; mais c'est ordinairement dans l'établissement qu'on va boire les eaux. — Quant à la source ferrugineuse, à l'eau alcaline de *Saint-Simon*, celles de *Marlioz*, se trouvant placées à vingt minutes environ de la ville, elles deviennent le but d'une excursion matinale à la fois agréable et salutaire. — L'eau de *soufre* de l'établissement et celles de *Marlioz* sont surtout employées dans les dartres rebelles, les affections lymphatiques, les irritations légères de la gorge ou du poumon ; l'eau d'*alun*, dans les vomissements nerveux et certaines dyspepsies ; l'eau *ferrugineuse*, pour combattre les gastrites chroniques, les pâles couleurs, l'anémie, la leucorrhée, le catarrhe vésical, et en lotion dans les ophthalmies. Quant à l'eau de *Challes*, dont l'action est si variée et si puissante, on peut dire avec certitude qu'ajoutée aux bains d'Aix et recevant des eaux d'Aix la thermalité qui lui manque, elle acquiert ici une activité qu'elle ne possède pas à sa source même.

BAINS. — Les eaux d'alun et de soufre, pures ou mélangées, servent à composer les bains qu'on prend, pour plus de commodité, à domicile. Le médecin prescrit aussi, quand le cas l'exige, les bains de l'établissement, l'abondance des sources permettant d'y renouveler sans cesse l'eau en conservant sa température uniforme.

DOUCHES. — La chaleur, la disposition des sources et leur élévation naturelle ont permis de donner aux douches d'Aix une perfection qu'on ne trouve pas

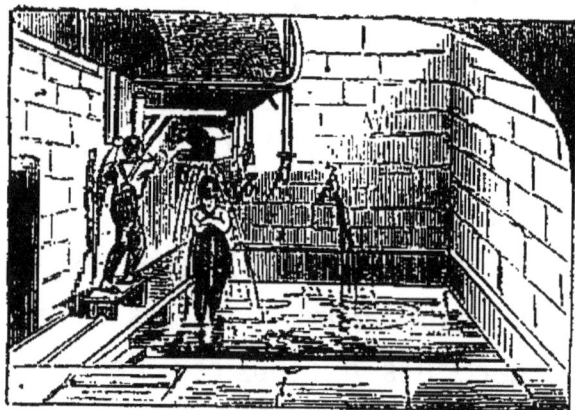

Douche écossaise.

ailleurs. — Il y a des douches mitigées pour les personnes délicates ; des douches de toute espèce, générales ou locales, pour le menton, le nez, les yeux, les oreilles, etc.; enfin, des douches écossaises, alternativement chaudes et froides, si utiles pour combattre les affections nerveuses, la faiblesse générale, le rhumatisme et la paralysie.

SALLE D'ASPIRATION. — Utile dans les laryngites et bronchites chroniques, l'aphonie, les bronchor-

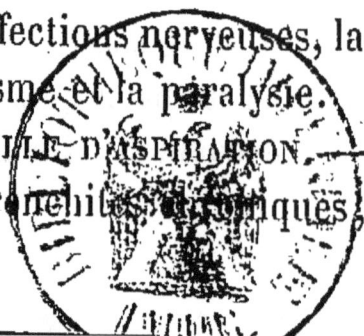

3

rhées, l'asthme humide et certaines névroses pul-
monaires.

VAPEUR. — Plusieurs pièces voûtées servent à con-
centrer les vapeurs d'eau minérale. Pendant que dure
le bain de vapeur, le malade a les pieds plongés dans
l'eau chaude, ou reçoit la douche sur les extrémités
inférieures, afin de prévenir toute congestion céré-

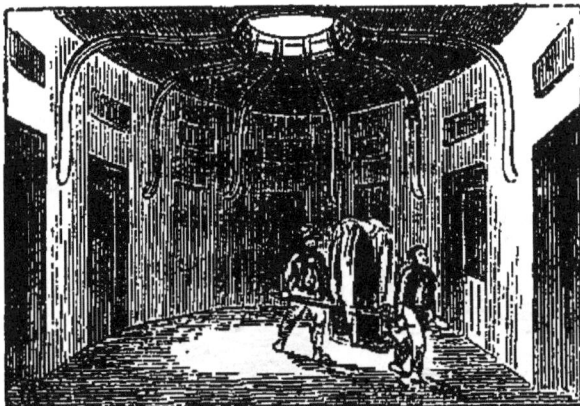

Vaporarium.

brale. — Outre l'activité qu'ils impriment aux or-
ganes, ces bains communiquent au teint plus de
finesse et de fraîcheur, et à la peau plus de souplesse.

De la sudation. — Soit après le bain de vapeur,
soit après la douche, le malade est enveloppé
dans un drap de toile, ou mieux dans un peignoir de
flanelle (1), puis *emmaillotté* dans une couverture

_____

(1) Le drap seul et les serviettes nécessaires pour cette opé-
ration sont fournis gratuitement par les logeurs.

de laine et transporté jusque dans son lit, qu'on a eu soin de chauffer. — La sudation se prolonge environ une heure, pendant laquelle le sécheur (1) essuie le visage, administre la boisson prescrite, jusqu'au moment où il ôte le *maillot* et vous change de linge.

BAINS DE NATATION. — Ainsi que l'ont signalé de célèbres orthopédistes, l'exercice de la natation dans

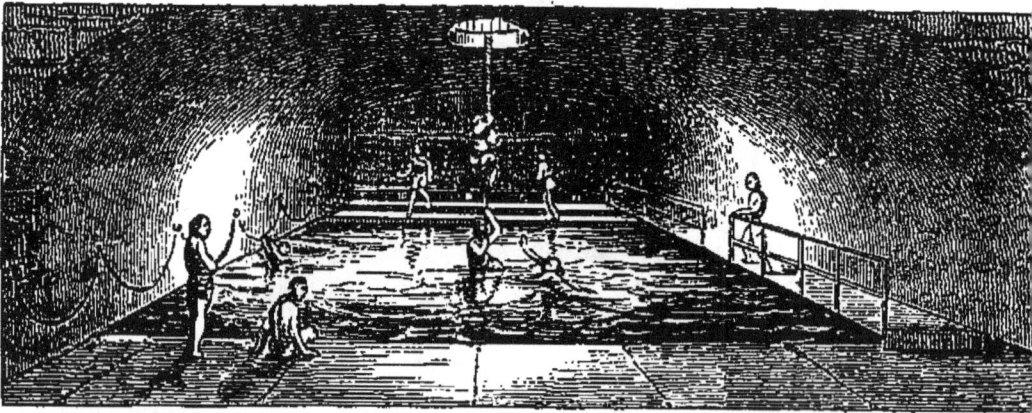

un milieu tonique tel que l'eau thermale d'Aix est un des meilleurs remèdes à opposer à la faiblesse du système osseux. Ce moyen, parfaitement approprié aux jeunes personnes, sert à les fortifier, à leur donner plus d'aisance, de souplesse, et à prévenir ou à

(1) Les sécheurs et sécheuses sont des personnes de confiance attachées à chaque hôtel, pension, maison à louer, spécialement chargées d'accompagner les malades aux bains, et des soins domestiques qui les concernent dans l'usage des eaux. Leur rétribution est de 50 à 60 centimes par jour.

corriger les imperfections de la taille. Il produit souvent des guérisons remarquables chez des scrofuleux, des rachitiques, et chez ceux qui sont affaiblis par des excès ou une trop rapide croissance.

BOUES MINÉRALES. — Ces boues, qui sont aujourd'hui moins usitées, faute d'un agencement convenable pour les recueillir, se composent en grande partie de glairine ou matière azotée des eaux. Je les ai employées plus d'une fois avec grand avantage, soit sur des malades de l'hôpital d'Aix, soit dans la pratique civile, pour combattre des ulcères gangréneux, les rétractions suite de brûlure, et des maladies circonscrites de la peau et des articulations.

Des sources minérales environnantes.

Ainsi qu'on l'a vu plus haut, indépendamment des eaux thermales d'Aix, plusieurs autres sources minérales des environs forment un accessoire utile au traitement, et produisent des résultats qu'on aurait peine à obtenir d'une autre combinaison. Ce sont celles de :

MARLIOZ, — à vingt minutes de la ville, minéralisées par le sulfure sodique, l'iode, le brome et le gaz sulfhydrique libre; marquant de 24° à 30° au sulfhydromètre; placées au milieu de charmants bosquets, très fréquentées, et spécialement utiles dans les affections de la peau.

SAINT-SIMON, — à trente minutes, formant deux sources distinctes : l'une, ferrugineuse crénatée (l'ancienne source du docteur A. Despine), très utile dans la leucorrhée, les pâles couleurs (anémie), la faiblesse constitutionnelle, les restes de gastrite ; l'autre, alcaline magnésienne, appelée source *Raphy*, du nom de son propriétaire, employée avantageusement dans les névroses de l'estomac, la goutte, les affections vésicales, etc.

CHALLES, — près de Chambéry. Ce sont les plus riches connues pour la sulfuration et l'ioduration. Elles renferment 559 milligrammes de sulfure hydraté de sodium par 1.000 grammes d'eau. — D'après M. Calloud, six litres d'eau de Challes dans un bain des eaux d'Aix le rendent plus soufré que la plus sulfureuse des eaux des Pyrénées.

COISE. — Cette source est la plus alcaline de la Savoie. Comme élément caractéristique, elle contient du bicarbonate *ammonique*, et en outre du gaz protocarburé d'hydrogène, de la glairine, et de l'iodure de potassium à la dose de 5 centigrammes par litre, qui lui communique à la longue l'odeur safranée de l'iode. Cette eau, d'après l'expérience de notre savant confrère M. le docteur Rilliet, de Genève,

SUBSTANCES contenues DANS 1000 GRAMMES D'EAU.	DE SOUFRE sulfureuse. J. Bonjean. 1838.	D'ALUN saline. J. Bonjean. 1838.	DE SAINT-SIMON ferrugin. St.-Martin. 1853.	DE SAINT-SIMON saline. DeKrammer 1853.	DE MARLIOZ sulfureuse alcaline. J. Bonjean. 1850.	DE CHALLES sulfureuse alcaline, iod. et brom. O. Henry. 1842.	COISE alcaline, iodurée et bromurée. P. Morin. 1851.
Hydrogène protocarboné. .	»	»	»	»	»	»	0,0171
Azote.	0,03204	0,08010	traces.	»	9,77 } centi-	traces.	0,0262
Acide carbonique libre. . .	0,02578	0,01334	0,00338	»	4,64 } mètres	»	0,0095
— sulfhydrique libre. . .	0,04140	»	»	»	6,70 } cubes.	»	—
Oxygène	»	0,01840	»	»	»	»	0,0063
Acide silicique	0,00500	0,00430	»	0,008856	0,006	»	—
Silicate de soude	»	»	»	»	»	0,0410	—
— d'alumine et de chaux.	»	»	0,00592	»	»	»	0,0162
Phosphate d'alumine. . . .	»	»	»	»	»	} 0,0580	
— de chaux.	} 0,00249	} 0,00260	»	»	»		traces.
Fluorure de calcium. . .			0,00169	»	»		
Sulfure de sodium. . . .	»	»	»	»	0,067	0,2950	—
— de fer et de manganèse.	»	»	»	»	»	0,0015	
Carbonate de chaux	0,14850	0,18100	»	0,235217	0,186	0,0430	0,0115
— de magnésie.	0,02587	0,01980	»	0,016162	0,012	0,0300	0,0191
— de soude.	»	»	»	»	0,099	0,1377	0,0814
Bicarbonate de potasse. . .	»	»	»	»	»	»	0,0045
— de fer.	0,00886	0,00936	0,00127	traces.	0,013	»	—
— de manganèse	»	»	»	»	0,001	»	—
— d'ammoniaque. . . .	»	»	»	»	»	»	0,0151
— de strontiane. . . .	traces.	traces.	»	»	»	0,0100	—
Sulfate de soude.	0,09602	0,04240	»	»	0,028	0,0730	—
— de chaux.	0,01600	0,01500	0,00127	»	0,002	»	—
— de magnésie.	0,03527	0,03100	»	0,011244	0,018	»	0,0033
— d'alumine	0,05480	0,06200	»	»	»	»	—
— de fer.	traces.	traces.	»	»	0,007	»	—
Chlorure de sodium. . . .	0,00792	0,01400	»	»	0,018	0,0814	0,0041
— de magnésium. . . .	0,01721	0,02200	»	0,000298	0,014	1,0100	0,0034
Iodure alcalin.	traces.	»	traces.	»	(potassiq.) q. indéterminée.	1,0099 (potassique).	
— de magnésium. . . .	»	»	»	»	»	»	0,0077
Bromure de potassium. . .	»	»	traces.	»	quant. indét.	»	—
— de sodium.	»	»	»	»	»	0,0100	—
— de magnésium. . . .	»	»	»	»	»	»	0,0015
Glairine.	quantité indéterminée	quantité indétermin.	»	0,020620	quantité indéterminée.	0,0221	0,0122
Crénate d'oxyde de fer. . .	»	»	0,01353	»	»	traces.	0,0020
Oxyde aluminique.	»	»	»	0,001722	»	»	—
— magnésique. . . .	»	»	»	0,014795	»	»	»
Sulfate potassique. . . .	»	»	»	0,008893	»	»	»
Perte.	0,01200	0,00724	»	0,002626	0,017	0,0325	»
Parties solides sur 1000 gr.	0,43000	0,41070	0,01353	0,323750	0,429	0,855	0,9733
Température centigrade. .	45°,0	46°,5	12°,0	20°	14°,0	12°,0	12°,5

et ce que nous avons constaté nous-même, jouit de propriétés fondantes énergiques. On l'emploie avec succès pour combattre l'induration du foie, le goître et les engorgements parenchymateux.

En jetant un coup d'œil sur le tableau ci-joint des analyses chimiques de sources aussi variées que celles qui précèdent, on concevra quelle peut être leur puissance thérapeutique, si elles sont habilement combinées par un médecin expérimenté. Aussi ce dernier obtient-il, par la seule action des moyens que la nature met ici à sa disposition, les trois sortes de médications : *excitante, déprimante* et *perturbatrice*. Telle est la raison du cadre, proportionnellement plus étendu qu'ailleurs, des maladies que nos eaux embrassent dans leur sphère d'activité.

De la saison des eaux.

Bien qu'on puisse, à la rigueur, prendre les eaux en toute saison, une expérience de vingt-six années m'a appris que les malades rhumatisants doivent préférer la saison printanière, les goutteux l'été, les paralytiques l'automne. J'ai vu aussi des individus atteints de scrofule, de carie osseuse, de tophus articulaires prolonger, avec un avantage marqué, leur cure thermale pendant tout l'hiver.

Durée du traitement.

La durée du traitement est généralement de vingt-cinq à trente jours pour une saison. Lorsque le mal a quelque intensité ou qu'il dure depuis longtemps, il est souvent préférable d'administrer les eaux d'une manière plus douce, mais d'en prolonger l'usage en faisant, après quelques jours de repos, une deuxième et même une troisième cure.

Précautions avant la cure.

Toutes les fois qu'il existe des symptômes d'embarras gastrique, il faut, avant de prendre les eaux, les faire disparaître par quelque laxatif : l'huile de ricin, la limonade de Rogé, etc. S'il y a prédisposition aux congestions sanguines, surtout du côté du cerveau, dans les cas d'évacuation sanguine supprimée et d'une habitude dès longtemps contractée de ce moyen, la saignée devient nécessaire. —Les personnes atteintes de rhumatisme, syphilis, maladies cutanées chroniques, se prépareront au traitement thermal par des boissons sudorifiques; les malades nerveux, à fibre sèche et irritable, par des bains d'eau douce amidonnée. Ces moyens préparatoires, non indispensables, mais toujours utiles, seront employés pendant un temps plus ou moins long, d'après la

4

connaissance qu'a le médecin ordinaire de la constitution du malade.

Précautions pendant la cure.

1° Se défier du surcroît d'appétit que donne l'air nouveau et très oxygéné de nos montagnes.

2° Donner la préférence aux aliments de facile digestion.

3° Eviter la fraîcheur du soir et rarement se promener dans la plaine après le coucher du soleil.

4° Adopter des vêtements chauds et légers, et de préférence ceux de laine.

5° Ne pas rechercher de trop fortes transpirations, car, suivant la juste observation du docteur Herpin, de Metz, bien que les eaux d'Aix débilitent relativement moins que d'autres eaux, la sueur ne devient utile qu'autant qu'elle est mise, par le médecin, en rapport avec les forces individuelles. Du reste, le malade fera mieux de compter pour sa guérison sur la modification constitutionnelle lente et progressive qui survient constamment à la suite d'un traitement thermal sagement dirigé. En ceci, comme en toute autre chose, il faut se garder des donneurs d'avis, qui, sans être médecins, et sans avoir égard à l'âge, au tempérament et aux complications morbides, prolongent la maladie par des conseils intempestifs.

6° User de tout modérément, mais éviter spécialement l'excès des choses dont l'action est diamétralement opposée à celle des eaux qui est de pousser du centre à la périphérie : tel est l'usage immodéré des boissons glacées, des sorbets, des acides, des viandes salées, qui, par leur action stimulante sur le tube digestif, tendent à diminuer ou à suspendre la transpiration habituelle.

7° L'éruption cutanée connue sous le nom de *poussée des eaux* ne nécessite d'interruption que lorsqu'elle s'accompagne de symptômes fébriles.

8° Les personnes délicates et souffreteuses feront toujours bien de ne pas se mouiller les cheveux dans le bain : elles éviteront des rhumes, des fluxions aux oreilles et des maux de dents.

9° On évitera de se laisser aller au sommeil tant qu'on sera dans le bain ; mais si, plus tard, on s'y sent porté, on doit le considérer comme un symptôme du calme produit sur le système nerveux et un signe du retour de l'harmonie dans les fonctions animales, base de toute action restauratrice.

10° Bien qu'il soit quelquefois utile de recourir à des médicaments, nous ne les conseillons que lorsqu'il y a urgence, par la considération qu'à Aix, les eaux, le changement de vie et de climat suffisent pour agir d'une manière curative, surtout lorsque le malade y arrive déjà fatigué de médicaments et souffrant quelquefois plus des suites de leurs effets que de sa maladie elle-même.

Précautions après la cure.

1° Le traitement une fois terminé, le baigneur se rappellera que les pores restent plus ouverts, l'exhalation de la peau plus active. Ceci doit l'engager à rentrer paisiblement dans son pays et à éviter toutes les causes de refroidissement. — De là découle aussi la nécessité, lorsqu'on a des excursions à faire dans les montagnes, de les faire avant de commencer la cure ou de choisir l'intervalle entre deux saisons thermales.

2° J'insisterai auprès du malade pour que, de retour chez lui, il mette un repos de huit à dix jours avant de reprendre ses occupations habituelles, surtout si elles exigent une certaine tension d'esprit ou des fatigues énervantes.

3° Il favorisera la transpiration pendant quelques jours encore, par des boissons sudorifiques, suivant en ceci, toutefois, les recommandations de son médecin, ou en prolongeant son séjour au lit à l'heure où il revenait de la douche. L'observation nous a appris que ces sueurs critiques, si elles sont modérées, peuvent avoir une influence heureuse sur la guérison.

Du mode d'action des eaux et de léur effet consécutif.

Les eaux ont pour effet d'agir primitivement sur la diathèse, ou vice général entachant l'économie. Elles exercent :

1° Une action spécifique, par l'absorption des principes chimiques minéralisateurs.

2° Une action dépurative générale, en augmentant l'action des vaisseaux absorbants et le jeu de toutes les sécrétions.

3° Une action locale sur la peau ainsi que les tissus sous-jacents, et spécialement une action révulsive, au moyen des douches localisées sur les parties éloignées du mal. — (Nulle part plus qu'à Aix on ne donne d'attention aux frictions, au massage, ainsi qu'à l'acte dérivatif.)

Tel est le secret de l'influence des eaux dans le plus grand nombre des maladies. Cet effet est d'autant plus sûr, qu'il s'est produit d'une manière graduelle, comme toutes les améliorations lentes, mais durables.

Je terminerai par une remarque intéressante de mon savant confrère le docteur Lombard, de Genève, savoir, que souvent, pendant le traitement thermal, les souffrances sont augmentées.— Mais que les malades, loin de se décourager, se rassurent, qu'ils continuent leur cure aussi longtemps que les docteurs de la localité le leur conseillent ; dans la majorité des cas, ils seront amplement récompensés de leur persévérance, car, si les eaux semblent d'abord avoir exaspéré quelques symptômes, c'est afin d'arriver plus sûrement à en débarrasser l'organisme.

PARTIE TOPOGRAPHIQUE.

Nourriture et logement.

L'étranger trouve à Aix toute espèce de facilités, plus de cent hôtels ou maisons garnies, des tables d'hôte et des pensions à tout prix.—La nourriture et le logement coûtent, prix moyen, 6 à 12 fr. par jour. On en trouve aussi à 4 ou 5 fr. dans les hôtels et maisons tenant pension. Un appartement de cinq ou six pièces, avec salon, cuisine, écurie, remise, coûte de 15 à 30 fr. par jour. On nourrit également à domicile. On peut encore tenir son ménage, en amenant ses domestiques ou en se procurant une cuisinière du pays.

Hôtels.

Venat (jardin).
Guilland, 1er et 2e hôtel (jardins).

Dardel, *rue de Genève.*

Hôtel de l'Univers (logements garnis tenus par Renaud).

Hôtel Jeandet, *rue du Casino.*

Prunier, Monachon, *rue de Chambéry.*

Gaillard, Durand, *rue de Genève.*

Pensions.

Pension de l'Arc romain, *place Campanus.*

Chabert, Dussuel, *place des Bains-Romains.*

Perret, Julie, *place Centrale.*

Bossu, Joseph Bocquin, Gâche, Folliet, Triquet, Garin, *rue des Écoles.*

Ailloux, Lacroix, Excoffier, *rue des Bains.*

Cochet, Gucher, Thomas, Effrançay, *rue Berthollet.*

Bocquin (Michel), Vincent, Simonet, *rue de Chambéry.*

Garin, Secret, Massonat, *rue de Genève.*

Restaurants à la carte.

Pour les déjeuners, café Dardel, *place Centrale,* et café du Château.

Pour tous les repas, le Casino, Camille Ver, *rue des Bains,* J. Mathiez, *rue de Genève,* Dorlu, *maison Bona.*

Logements garnis, classés par quartiers, en commençant par le haut de la ville.

Degallion fils, Rouphe de Varicour (jardins), Burdet, Padey, Exertier, *rue de Mouxy.*

Gorjux, Pouchoix, *rue de Pugny.*

Yvrou (Thomas et Thérèse), *place des Bains-Romains.*

Degallion père (jardin), Rebaudet, Ver, Rivollier, Monnet, Vignet, Dardel, Bocquin, Vidal, *rue des Bains.*

Duvernay, Mermoz, *rue du Bain-d'Henri-Quatre* (jardins).

Michaud, Lacroix, Forestier, *rue Berthollet.*

Durieux, Garin, Davat, Bovagnet, Vidal, Grosbert, Rabut, Jarrier, Gayme, *rue des Écoles.*

Dronchat, Delabaye, Domenget (Ernest), *rue du Dauphin.*

Duverney frères, Domenget (veuve), Domenget (Claudius), Forestier, Duverney, Gaillard, Simon, Bolliet, Vidal, Rivollier, Dardel, *place Centrale.*

Monard, Berthier, Bouton, *rue de l'Eglise.*

Verchère, *rue du Temple-de-Diane.*

Renaud, Lacroix, Bocquin, Chiron, Perret, Carraz, Veuilland, Cochet, Rose Marjollet, Bogey, Gay, Tournier, Damesin, Bona, Berthier (jardins).

Cochet-Bertin, Vial, Girod, Laurin, Villermet, Chambon, *rue de Chambéry*.

Perret (Jeannette), Grangerat, Bocquin, Sonaz, Bogey, *rue du Casino*.

Bonnet, Lacroix, Duverney, Gaillard, Garin, Cochet, Mathiez (Victor), Mathiez (Joseph), Gigod, Viollet, Bimet, Garin (Pierre), Viollet, Simon, Blanc, Pilloux, Renaud, Victor Mathiez (le cadet), *rue de Genève*.

Maisons de campagne à louer près d'Aix.

A *Saint-Innocent*, à *Marlioz*, à *Tresserve* et au *Viviers*.

La plupart de ces campagnes, situées à quelques minutes de la ville, offrent aux baigneurs du confortable, un air pur et la facilité de pouvoir suivre à Aix un traitement thermal.

Police.

Tout étranger arrivant à Aix reçoit une carte de séjour en échange de son passe-port, qui lui est restitué au départ.—Bureau de police et des passe-ports, *place Centrale*.

Nota.—Une simple lettre de médecin recommandant l'usage des eaux d'Aix suffit, si la signature est légalisée, pour donner entrée à la frontière sarde.

CASINO.

On trouve dans ce bel établissement des salles de danse, de concerts et de jeux, un cabinet de lecture, un café, un restaurant, des jardins, des galeries couvertes utiles aux malades qui désirent se promener sans sortir de la ville. Deux excellents orchestres s'y font entendre trois fois par jour dans les jardins et aux salons. Grands bals le jeudi et le dimanche.

Les jeux de roulette et de trente et quarante ont cessé d'y être tolérés dès les premiers jours de l'année 1856.

Le casino d'Aix appartient à une société anonyme composée d'actionnaires indigènes et étrangers. Il est administré par un comité composé de sept membres. Comme témoignage de l'intérêt qu'il porte à cet utile établissement, un ministre éminent (M. de Cavour) a bien voulu en accepter la présidence honoraire.

Règlement et tarif.

ART. 1ᵉʳ. — L'ouverture du cercle ou casino aura lieu le 15 mai de chaque année ; il ne sera jamais fermé avant le 1ᵉʳ octobre.

ART. 2. — Les actionnaires et abonnés seuls sont admis dans les salons et autres dépendances de l'établissement. L'abonnement se fait sur la présenta-

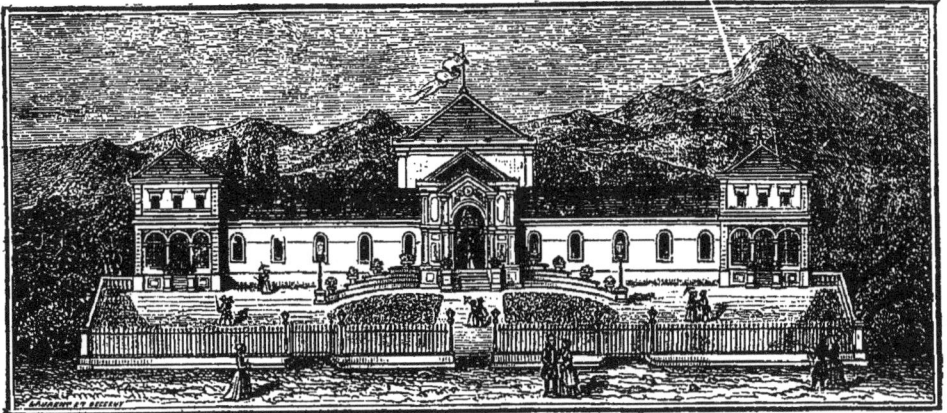

Façade du Casino.

tion d'un actionnaire ou de deux anciens abonnés ; il n'y a d'exception qu'en faveur des personnes invitées, qui devront, en entrant, présenter leur lettre d'invitation.

ART. 3. — Un commissaire est chargé de la surveillance générale. MM. les abonnés sont priés de déférer à ses observations et de s'adresser à lui en cas de réclamations.

ART. 4. — En cas d'excès graves de la part d'un abonné dans l'intérieur du cercle, sa carte d'entrée lui sera retirée, et il cessera à l'instant d'en faire partie.

ART. 5. — Les salons seront ouverts tous les jours de huit heures du matin à minuit, excepté les jours de bal, dont la clôture aura lieu à une heure du matin.

ART. 6. — Le grand salon n'appartient aux abonnés que les jours de bal, c'est-à-dire le jeudi et le dimanche : l'administration a le droit d'en disposer les autres jours.

ART. 7. — Les jours de bal, les hommes ne seront admis qu'en habit.

ART. 8. — Il est expressément interdit de sortir les journaux du cabinet de lecture.

ART. 9. — Les personnes non abonnées qui désireraient assister à un bal ou passer une soirée au cercle pourront prendre à la porte un billet d'entrée.

Ce billet ne sera jamais valable que pour un jour, et ne changera rien au droit de présentation établi à l'article 2.

Prix d'abonnement pour la saison.

Chaque personne . . . . 20 fr.
Une famille de plus de trois personnes . . 70

Billets d'entrée valables pour un jour seulement.

Pour une personne 3
Un monsieur et une dame 5
Une dame et sa demoiselle 3
Une famille 6

Abonnement de lecture, Librairie, Papeterie, Articles de fantaisie.

MM. Bolliet (Henri), *place Centrale;* Bolliet (Gaspard), *rue de Chambéry.*

Articles de fantaisie.

M. Ronzières, *rue des Bains.*

Tir à la carabine et au pistolet.

MM. Massonat, Colomber, *rue de Genève.*

Salon de lecture.

Revues, journaux français, anglais, italiens, au *Casino, pavillon de gauche.*

Banque d'escompte et recouvrement.

MM. Anthonioz et Gillet, représentés par M. Henri Bolliet.

Banque de Savoie.

M. Ginet.

Pianos à louer.

MM. Faendrick et Lajoue, accordeurs.

Leçons de musique.

M. Molinaz, chef de musique de la ville, MM. les artistes du Casino.

Vins étrangers et du pays.

M. Malinjoud, *place Centrale.*

Posté aux lettres.

Courrier de France.

1re arrivée ; tous les jours ; à   9 h. du matin.
2e   —   à   4 h. du soir.
1er départ ;   —   à   6 h. 1/2 du matin.
2e   —   —   à 10 h. 1/2   —

Courrier d'Italie.

Arrivée, tous les jours ; à 4 h. du soir.
Départ ;   —   à 6 h. 1/2 du soir.

Courrier de Suisse.

Arrivée, tous les jours, à 9 h. du matin.

Départ, — { à 6 h. 1/2 du matin.
{ à 2 h. 1/2 du soir.

Le prix des lettres est de 20 centimes pour les États sardes, 40 cent. pour la France, 60 cent. pour la Prusse, 60 cent. pour la Belgique, 80 cent. pour l'Angleterre.

Les imprimés coûtent 2 centimes par feuille pour l'intérieur, et 6 centimes pour l'étranger.

Télégraphe électrique au Casino.

TARIF D'AIX-LES-BAINS A	DE 1 A 21 MOTS.	DE 21 A 25 MOTS.	DE 26 A 50 MOTS.
Aix-la-Chapelle....	20,00	23,15	40,00
Amsterdam.......	22,50	30,00	45,00
Berlin..........	22,50	25,65	45,00
Bordeaux........	12,50	25,00	25,00
Bruxelles........	17,50	32,50	35,00
Chambéry........	3,00	5,50	5,50
Florence........	28,35	33,85	56,70
Genève........	5,00	7,50	10,00
Londres........	25,00	39,38	50,00
Lyon..........	7,50	15,00	15,00
Marseille........	10,00	20,00	20,00
Paris..........	12,50	25,00	25,00
Turin..........	5,50	10,50	10,50
Vienne (Autriche)..	20,00	25,00	50,00

Ouverture du bureau : de 8 heures du matin à 10 heures du matin, de midi à 5 heures du soir, de 7 heures du soir à 9 heures du soir.

Moyens de transport.

Messageries Générales et Impériales, correspondant avec des services dans toutes directions. Arrivées et départs plusieurs fois par jour. — Poste aux chevaux abondamment fournie.

Chemin de fer.

Dès les premiers jours de juillet 1856 a commencé le service du chemin de fer *Victor-Emmanuel*, d'Aix à Chambéry et la Maurienne, qui se reliera aux grandes lignes de France, de Suisse et d'Italie.

Bateaux à vapeur.

Arrivée et départ tous les jours.

Départ de Lyon, 5 heures du matin.
Départ d'Aix,   7   —

Par ce moyen et en prenant à Lyon le train express du soir, on va d'Aix à Paris en quinze heures. De Lyon à Aix, on met un jour par le bateau, et douze heures par les diligences.

Chevaux, voitures et chars pour la promenade.

Outre les omnibus, on a des voitures partant à volonté aux hôtels Venat et Guilland, et chez MM. Francoz, Garin, Rabut, Fontaine, Carraz, Botti, Salazar, Lanton, Vincent, Angelier, Benoît, Gros (d'Aillon), Simon, Bugnard, etc.

Tarif des courses.

Voitures de louage à un cheval.

La 1re heure	3 fr.	»
La 2e heure	2	»

Voitures à deux chevaux.

La 1re heure	4	»
La 2e heure	3	»

Chevaux de selle.

Promenade de deux heures	4	»
Les deux heures successives, pour chaque	1	»
Les suivantes. . . . . :	0	75

Anes.

Courses au Grand-Port, à Cornin, Choudy, Maison-du-Diable, Marlioz, Saint-Simon, tour d'Eustache, et toute autre course dans l'intérieur de la commune, pour chacune. . . . . 1 fr. »

Courses à la cascade de Grésy, la tour de Grésy, Mouxy, Tresserve, Saint-Innocent, Viviers . . . . 1 fr. 50

Tout séjour excédant 1/2 heure sera payé à raison de 75 c. la 1re heure, 50 c. la 2e, et 25 c. les suivantes, sans que le prix de la demi-journée puisse dépasser . . . . 3 fr.
et celui de la journée entière 6

Bateaux à trois bateliers.

Du grand port à Hautecombe ou au Bourget	8 fr.
Du grand port à Châtillon ou à Savières . .	12
Du grand port à Bourdeaux	4
— à Brison	4
— à Bonport	4
De Cornin (petit port) à Hautecombe . . .	9
— au Bourget.	6
— à Bordeau	3
— à Brison	6
— à Bonport	2
— à Châtillon ou Savières	13

Tout séjour excédant une heure sera payé à raison de 2 fr. la 1re heure, et de 1 fr. les suivantes.

Dans aucun cas, les bateaux ne pourront prendre plus de dix passagers (non compris les bateliers).

Tableau des hauteurs les plus remarquables de la Savoie et spécialement des environs d'Aix.

Le Mont-Blanc.	4810 mèt.
Passage du Grand-Saint-Bernard. . .	2491
— du Petit-Saint-Bernard . .	2192
— du mont Cenis.	2066
Mont Iseran	2481
Col de Seigne	2461
Col du Bonhomme.	1253
Col de Balme	1181
Chamonix	1044
La Tournette	1100
Le Môle.	948
Mont Salèves	612
Lac d'Annecy	442
Lac de Genève.	378
Lac du Bourget	226
Aix (sol de l'église).	255
Chambéry	263
Saint-Innocent.	274
Tresserve	317
Tour de Grésy	340
Mouxy	406
Clarafond	473
Grotte des Échelles.	517

Pugny. . . . . 604 mèt.

Trevignin 643

Montcel 601

Saint-Germain 497

Tour de Cessens 702

Ontex 717

Le Châtelard (en Beauges). 762

Les Déserts 940

Dent de Nivolet 1523

Dent du Chat 1618

Promenades aux environs d'Aix (non compris le retour).

Jardin Mollard (vue générale d'Aix) . . . 10 min.

Roche du Roi (carrière des Romains) . . . 20

Sources de Saint-Simon 25

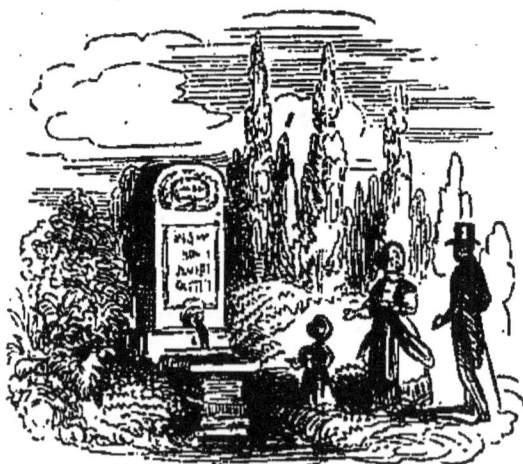

Source ferrugineuse.

Sources de Marlioz 25

Colline de Tresserve, maison du Diable
(Bellevue). . . . . 30 min.

(Campagnes Savoiroux, de Mégève,
Poulain, Leroy, Vivian.)

Port de Puer 40

(Principal lieu d'embarcation pour les
promenades sur le lac) (1).

Cascade de Grésy. 45

(C'est là que périt madame de Broc,
sœur de la maréchale Ney, sous les yeux
de la reine Hortense, le 10 juin 1813.)

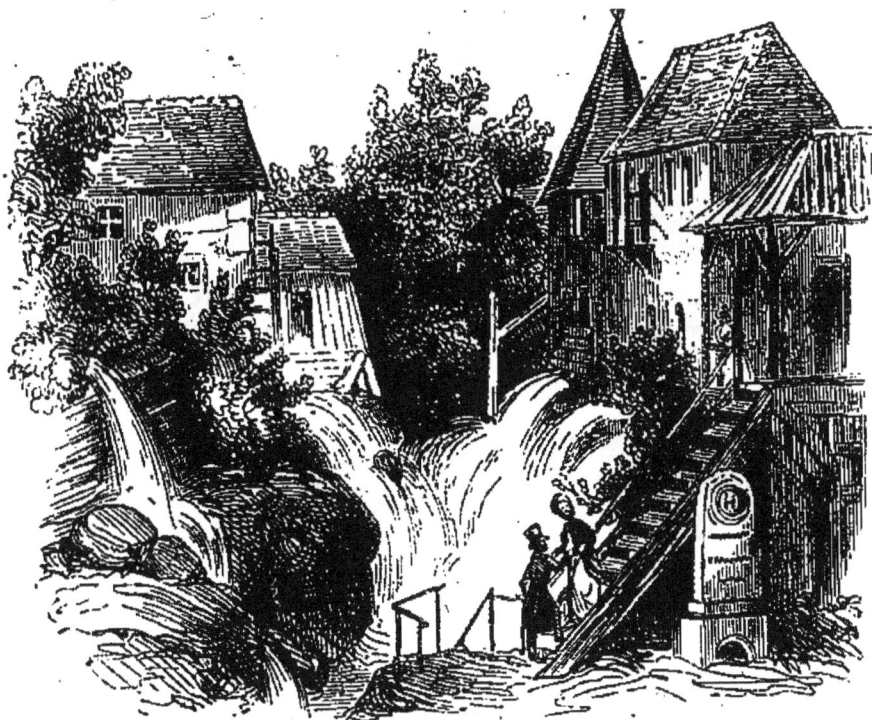

Cascade de Grésy.

(1) La proximité du lac du Bourget, qui est très poissonneux,
est pour Aix un vrai trésor. Les meilleures qualités de poissons

Saint-Innocent . . . . 45 min.

    (Château, campagnes Quisard, Blan-
chard (lapins d'Angora), campagne
Despine).

Château de Bonport 50
Route du Sierroz (très pittoresque) 55
Château de Bordeau . . . . 1 h.
Course au mont du Chat (2) 2
Haute-Combe 2

    (Le Saint-Denis, la solennelle et poé-
tique sépulture des ducs de Savoie.)

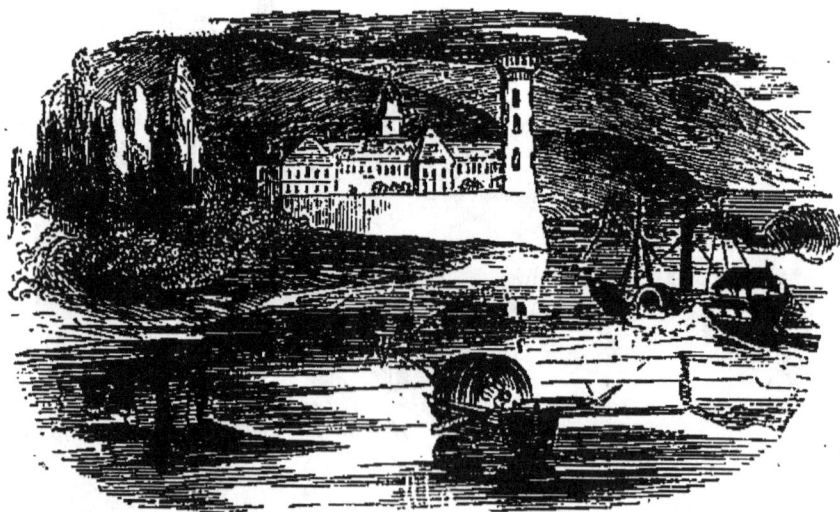

Haute-Combe.

sont le *lavaret* (Coregonus salvaretus), l'*omble chevalier* (Salmo humbla), la *truite* (Salmo alpinus), la *lotte* (Gadus lota), la *perche* (Perca fluviatilis).

    (2) La tradition prétend qu'Annibal y opéra son passage dans le pays des Allobroges, marchant sur Rome, l'an 229 avant Jésus-Christ.

Saint-Germain (voie romaine) . . . . . . 2 h.

Château de Châtillon 3

Chambéry (les Charmettes, le château de
la Motte, le Bout du Monde). 3

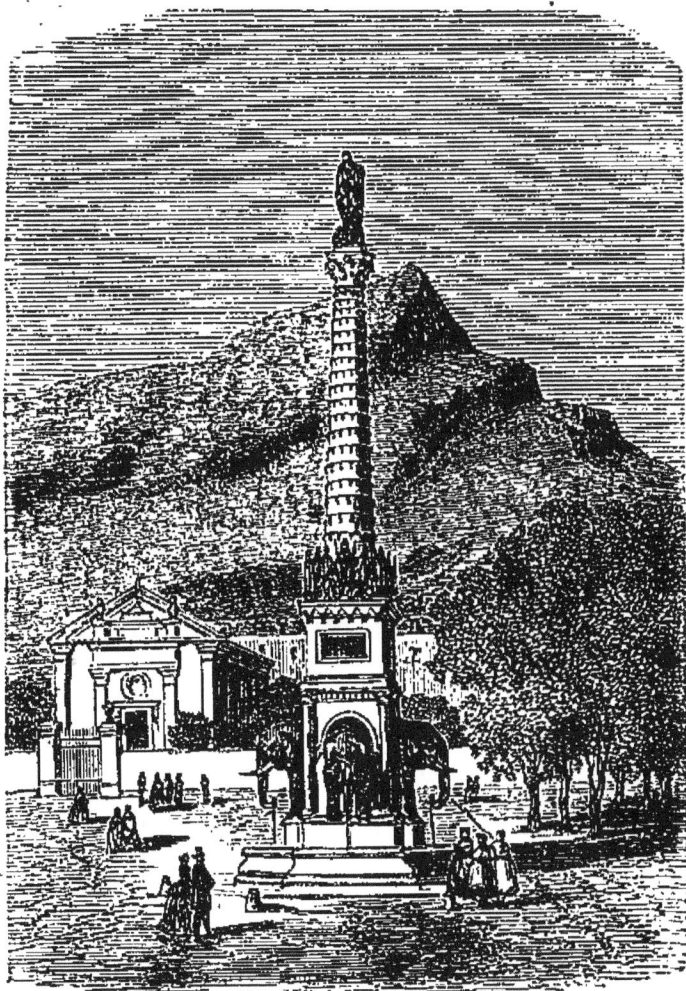

Fontaine de Chambéry, érigée à la mémoire
du général de Boigne.

Château de la Serraz 3

Annecy . . . . 4 h.
Grotte de Bange 4

Excursion de trois ou quatre jours.

1° *Chamonix*, par Annecy, Bonneville et Saint-Gervais, et retour par Martigny et le Chablais, ou *vice versâ*.

2° *Genève*, par Annecy et le pont de la Caille ; le tour du lac Léman, le pays de Vaud, et retour par Rumilly.

3° *La Grande-Chartreuse*, par Chambéry, la Grotte, les Échelles, et retour par Grenoble et la vallée de Graisivaudan.

4° *Belley*, par le Bourget, le Mont-du-Chat, Yenne, le pont de la Balme, et retour par Seyssel et la Chautagne.

5° *Tarentaise*, par la vallée de Savoie, Albertville, Moutiers, les établissements royaux des Mines et Salines, les bains de Brides, et retour par Faverges et Annecy.

6° *La vallée des Beauges*, par Saint-Pierre, le col du Frêne, le Châtelard, et retour par le pont du Diable et la grotte de Bange.

7° *Lyon*, par le Mont-du-Chat ou le lac, le Rhône, et retour par Bourg, Nantua et Seyssel, ou par le Pont-Beauvoisin et la grotte des Echelles.

8° *Turin*, par la Maurienne, le mont Cenis, et retour par la vallée d'Aoste et le Petit ou le Grand-Saint-Bernard.

NOTA.

La Savoie, trop peu connue, offre un vaste champ aux investigations du savant, de l'homme du monde et de l'artiste. Il est peu de contrées qui présentent autant d'intérêt dans un espace aussi limité : plantes rares, minéraux précieux, torrents, lacs, sombres forêts, fertiles vallées, glaciers, sites pittoresques, panoramas variés, monuments romains, ruines du moyen âge; tout, dans ce pays, est digne d'attirer, et par ses beautés naturelles, et par ses souvenirs, l'attention du baigneur et du touriste.

Une loi adoptée par le parlement le 7 juin 1856 assure la vie d'Aix et fixe l'avenir de l'établissement royal des bains. Je ne saurais terminer cette notice sans en citer un extrait :

I. La dépense pour la restauration et l'ampliation de l'établissement thermal en voie d'exécution sera basée sur celle établie lors de sa fondation. Celle-ci aura lieu moyennant un capital de 900,000 francs, qui sera fourni un tiers par l'*État*, et les deux tiers par la province de *Savoie propre*, sur lesquels sont compris 100,000 francs offerts par la ville de Chambéry et 60,000 par celle d'Aix.

II. Les travaux seront exécutés en conformité des plans de M. François, ingénieur (inspecteur des eaux minérales de France), et Pellegrini, du 15 septembre 1854, et devront être terminés pour la saison thermale de 1859.

III. Les produits de l'établissement seront destinés :

1° Au paiement de l'intérêt du 5 pour 100 sur le capital versé par l'*Association* ;

2° Au prélèvement de 1 pour 100 pour l'extinction du capital de la dette.

IV. La dette une fois amortie, les revenus de l'établissement seront employés un tiers à des améliorations dans l'établissement lui-même, les deux autres tiers à des œuvres de bienfaisance, spécialement à l'agrandissement de l'hôpital d'Aix, où seront admis gratuitement les militaires et les indigents du royaume.

Ainsi que nous l'avons dit plus haut, l'administration est confiée à un commissaire nommé par le roi, qui soumet la comptabilité de l'établissement à un conseil d'administration, dont le siége est à Chambéry, sous la présidence de M. l'intendant général.

CURIOSITÉS.

La galerie dont nous donnons ici le dessin est facile à visiter. Elle forme la principale entrée des

curieuses cavernes de Saint-Paul (1), où l'on ne péné-
trait autrefois qu'à grand'peine, par la grotte des Ser-

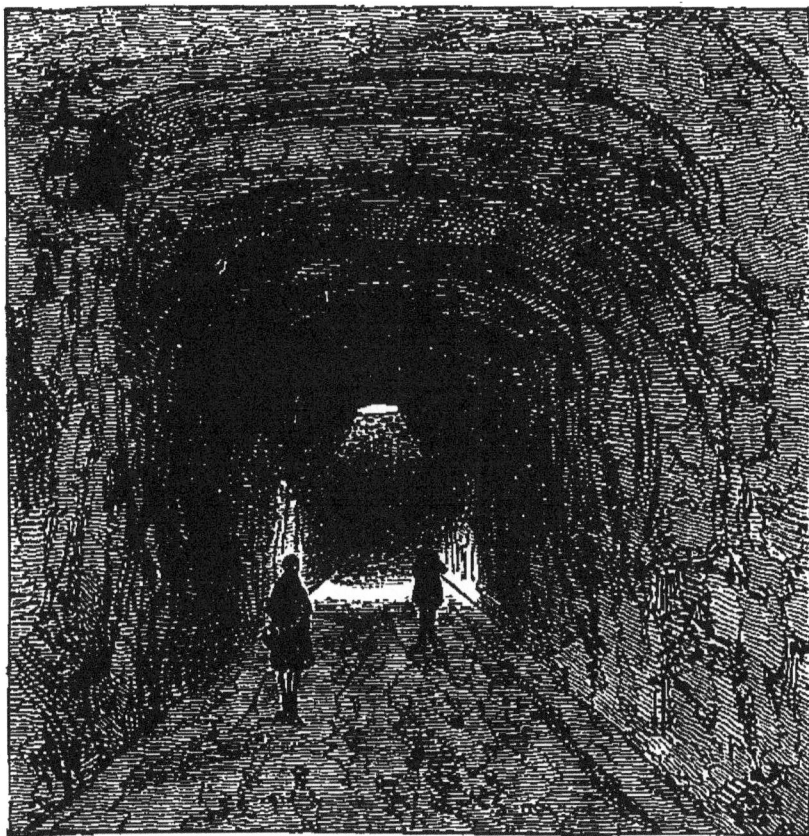

Galerie de captage de la source Saint-Paul.

pents et le puits d'Enfer. Elle a 1 mètre 40 centimètres
de large sur 1 mètre 80 centimètres de hauteur, et
90 mètres de longueur. A 80 mètres de l'entrée, se

(1) Ces grottes sont visibles de 8 heures du matin à 6 heures du soir, moyennant une carte du prix de 50 centimes,
prise au bureau de l'Établissement thermal.

trouve la fente large et profonde du rocher qui donne issue à la source. La profondeur de celle-ci est de 7 à 8 mètres.

Ce remarquable ouvrage, commencé en avril 1855, sous l'habile direction de M. François et la surveillance intelligente de Georges Jacki, conducteur des travaux, a duré un an. Il a eu pour résultat : 1.º de maintenir à la source une température d'une composition chimique plus constante, en s'opposant aux infiltrations d'eau pluviale ; 2º d'augmenter considérablement le volume de la source.

Ces cavernes forment aujourd'hui deux étages distincts. Les supérieures, corrodées et revêtues de sulfuraire membraniforme, offrent une conformation exceptionnelle, due au métamorphisme de la roche calcaire par les vapeurs thermales imprégnées d'acide sulfurique. Aussi présentent-elles partout des formes fantastiques et bizarres : ici on croirait voir des crânes d'éléphants dénudés, des ossements monstrueux de mastodontes, de ptérodactyles, et autres animaux antédiluviens; là un lac dont les ondes semblent pétrifiées, et sur les aspérités desquelles on peut, non sans quelque difficulté, se tenir debout. Plus loin, ce sont de gracieuses coupoles ornées de pendentifs et de découpures de pierre d'une admirable légèreté. Dans la direction du sud, on distingue encore l'éminence rocheuse appelée *Ilot Favrin*, du nom d'un célèbre doucheur attaché à nos thermes (1).

Une rampe de quarante-neuf marches conduit hors de ces cavernes par la rue du Puits-d'Enfer, située à 10 mètres au-dessus de la rue de Mouxy, celle où l'on y avait pénétré.

Antiquités romaines.

Ce bain, qui était alimenté par les sources prove-

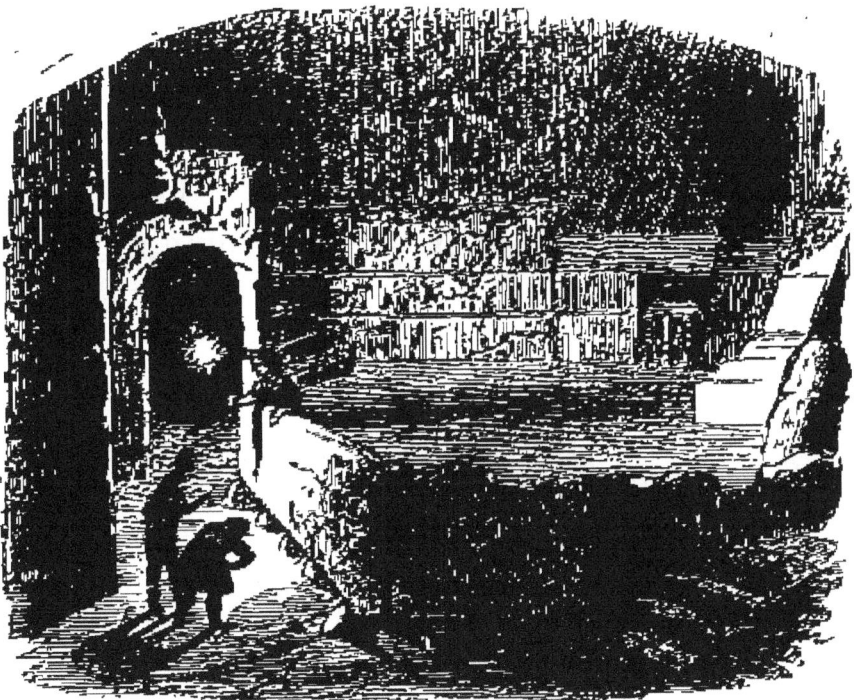

Bain romain.

(1) Voir la description et le dessin que j'ai donné de ces souterrains dans le *Bulletin des eaux* pour l'année 1837.

nant des cavernes de *Saint-Paul*, fait partie des thermes antiques existant sous la pension Chabert. Sa forme est octogone ; tout autour sont des *scallarias*, ou gradins revêtus de marbre blanc ; il est supporté par une centaine de piliers quadrangulaires. Plusieurs des briques de cette construction portent en relief les noms des fabricants : *Clarianus*, *Cæsarcensem*, *Viriorum*, *Claria Numada*, dont on retrouve aussi les produits à Vienne (capitale de l'ancienne Allobrogie) et à Lyon. Autour des piliers, règne un corridor où circulaient les eaux, et dont le plafond est percé d'une multitude de petites cheminées rectangulaires communiquant entre elles. Celles-ci permettaient aux vapeurs de s'élever dans la pièce supérieure, qui pouvait servir à volonté de vaporarium ou de bain d'immersion.

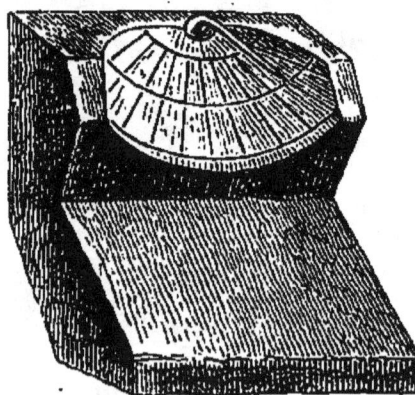

Montre solaire antique.

On peut voir aussi chez M. Chabert, outre plusieurs

autres précieux fragments, un cadran ou *gnomon* trouvé dans ces thermes, et creusé en cône dans un bloc de travertin dont voici les proportions :

Largeur de la face.	54	centimètr.
Hauteur	52	—
Saillie de l'arrière à l'avant, prise à la base. .	44	—

Ce cadran, divisé, selon l'usage des Romains, en douze parties égales par les lignes horaires, servait pour toutes les saisons, de manière cependant que l'intervalle qui marquait les heures en hiver était plus court que pour celles de l'été. L'ombre du style traçait cette différence par le plus ou moins de longueur de sa projection.

Situé sur la place qui porte ce nom, à égale dis-

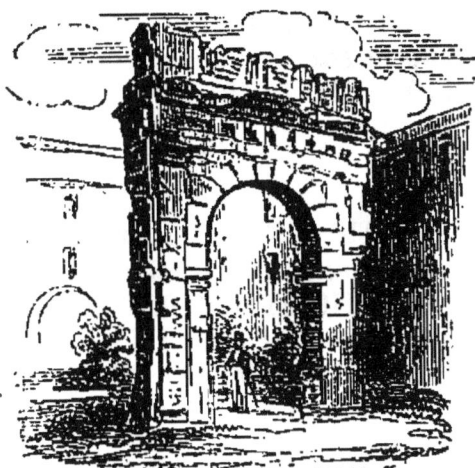

Arc de Campanus.

tance des deux sources, ce monument, d'ordre toscan et ionique, formait l'entrée principale des thermes.

Sa hauteur est de 9 mètres 16 centimètres, sa largeur de 6 mètres 74 c.; ouverture de l'arc, 3 mètres 2 c. Ses inscriptions forment autant de dédicaces en l'honneur de la famille Pompeïa; les voici avec la traduction :

Sur l'attique.

POMPEIO CAMPANO AVO A PATRE.

A Pompeius Campanus, grand-père du côté paternel.

CAIAE SECVNDIN. AVIAE A PATRE.

A Caia Secundina, grand-mère du côté paternel.

POMPEIAE MAXIMAE SORORI.

A Pompeia Maxima, sa sœur.

POMPEIO CAMPANO FRATRI.

A Pompeius Campanus, son frère.

Sur l'architrave.

D. VALERIO GRATO.

A Decius Valerius Gratus.

CAIO AGRICOLAE.

A Caius Agricola.

POMPEIAE L. SECVNDIN. AMITAE.

A Pompeia Lucia Secundina, la tante.

C. POMPEIO JVSTO PATRI ET PARENTIBVS.

A Caius Pompeius Justus, le père, et à ses parents.

VOLVNTILIAE C. SENTIAE AVAE AMATAE.

A Voluntilia Caia Sentia, aïeule chérie.

C. SENTIO IVSTO AVO AMATO.

A Caius Sentius Justus, aïeul chéri.

T. CANNVTIO ATTICO PERPESSO.

A Titius Cannutius Atticus Perpessus.

L. POMPEIO CAMPANO CAMPANI ET SENTIAE FIL.

A Lucius Pompeius Campanus, fils de Campanus et de Sentia.

Sous l'architrave.

L. POMPEIVS CAMPANVS VIVVS FECIT.

Lucius Pompeius Campanus, de son vivant, fit ériger ce monument.

Cet édifice, aujourd'hui visible dans le jardin du presbytère, est composé de gros quartiers de pierre superposés sans ciment, provenant de la carrière dite

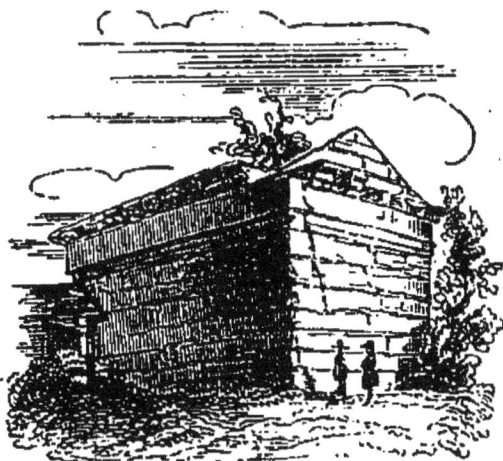

Temple de Diane.

des Romains, située à quelques minutes et au midi de la ville.

Largeur extérieure du temple. . . .	13 m. 40
Largeur intérieure, mesurée entre les deux architraves visibles des murs du *pronaos*.	10 m. 30
Longueur de la *cella*.	10 m. 70
Longueur de la partie restante des murs du vestibule.	3 m. 24

Sur les filets de l'architrave, on remarque une saillie semblable à celle que présente le théâtre de Marcellus à Rome.

APPENDICE.

Nomenclature des pièces pathologiques faisant partie des collections de M. Despine, relatives à des maladies qui se sont amendées ou guéries dans l'établissement thermal d'Aix.

1° *Rétraction des doigts par cause rhumatismale.*

2° *Rétraction des doigts par suite de lésion traumatique de l'aponévrose palmaire.*

3° *Rétraction congénitale des doigts*, avec arrêt de développement, chez une fille de dix ans, considérablement amendée par l'usage des eaux et des appareils mécaniques mis en usage à Aix.

4° *Carie du cinquième os métacarpien*, guérie en quelques semaines par les eaux prises en douches et en boisson.

5° *Olécrarthrocace*, avec carie de l'olécrane et huit orifices fistuleux, ce qui rendait probable l'amputation. — Envoyée à Aix en 1834, par le docteur Castellaz, de Neuchâtel.

6° Le même cas, représenté guéri après six mois de séjour à Aix.

7° *Fracture de la tête du cubitus.* — La fistule qui existait à l'arrivée du malade s'est fermée, et, au bout de trente-cinq jours, le malade, papetier à Bordeaux, a pu reprendre ses occupations.

8° *Tumeur blanche énorme du genou*, sensiblement amendée sous l'influence des bains de vapeur Berthollet.

9° *Tumeur blanche de l'articulation carpienne*.

10° Le même cas, représenté guéri après trois saisons thermales.

11° *Tumeur lymphatique* de la malléole externe guérie en trente-six jours.

12° *Tumeur scrofuleuse* de l'os maxillaire droit qui s'est très amendée.

13° *Ulcère gangréneux* de la jambe, suivi de guérison.

14° *Tumeur sarcomateuse* de l'articulation huméro-cubitale, accompagnée de l'œdème du membre et de trois fistules.

15° Le même cas en voie de guérison.

16° *Eczéma* compliqué de pustules impétigineuses chez un garçon de douze ans.

17° Le même, guéri après trois mois de traitement.

18° *Lichen agrius* dégénéré et couvrant l'abdomen.

19° Le même cas, guéri au moyen des étuves et des bains prolongés pendant plusieurs heures.

20° *Bouton d'Alep* dégénéré et passé à l'état chronique.

21° Le même cas, guéri par les douches, les bains et la boisson des eaux thermales.

22° *Psoriasis* chez une femme de quarante-deux ans, dont l'état s'est amendé par suite du traitement qu'elle a suivi à Aix.

23° *Ichthyose congénitale* chez une fille de dix ans.

24° Le même cas, grandement amendé par l'usage des eaux.

25° *Éléphantiasis* énorme de la jambe droite, lequel s'est bien trouvé de l'usage des douches d'Aix, alternativement chaudes et froides.

26° *Syphilide tuberculeuse de la face.*

27° Le même cas, après la guérison.

28° *Périostose syphilitique de l'avant-bras*, guérie en deux mois, après avoir résisté aux autres traitements.

29° *Exostose de l'os frontal* et *syphilide du cuir chevelu*.

30° Le même, représenté guéri en deux mois. (Ce malade a été revu par nous au bout de quinze ans; la guérison ne s'était point démentie.)

31° *Lésion traumatique*, suite de chute, qui a nécessité de la part du docteur Bouchet, de Lyon, l'extraction complète de l'os *astragale*.

32° Guérison, sans ankylose, à Aix, où le malade a posé ses béquilles, après deux mois de traitement.

33° *Ulcère variqueux* de la jambe, chez un homme de trente ans, guéri à Aix, au moyen des douches et de la compression.

34° *Erythema rubrum* passé à l'état chronique et guéri par les bains de vapeur du vaporarium et des douches de la division d'Enfer.

Plusieurs de ces pièces, présentées à l'Académie impériale de médecine de Paris, se trouvent mentionnées honorablement dans le bulletin de cette Académie (séance du 7 avril 1838).

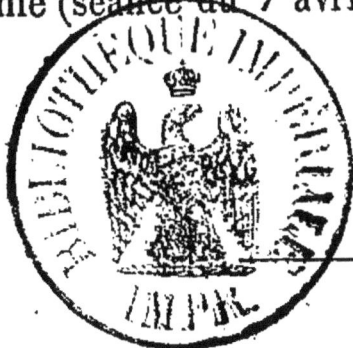

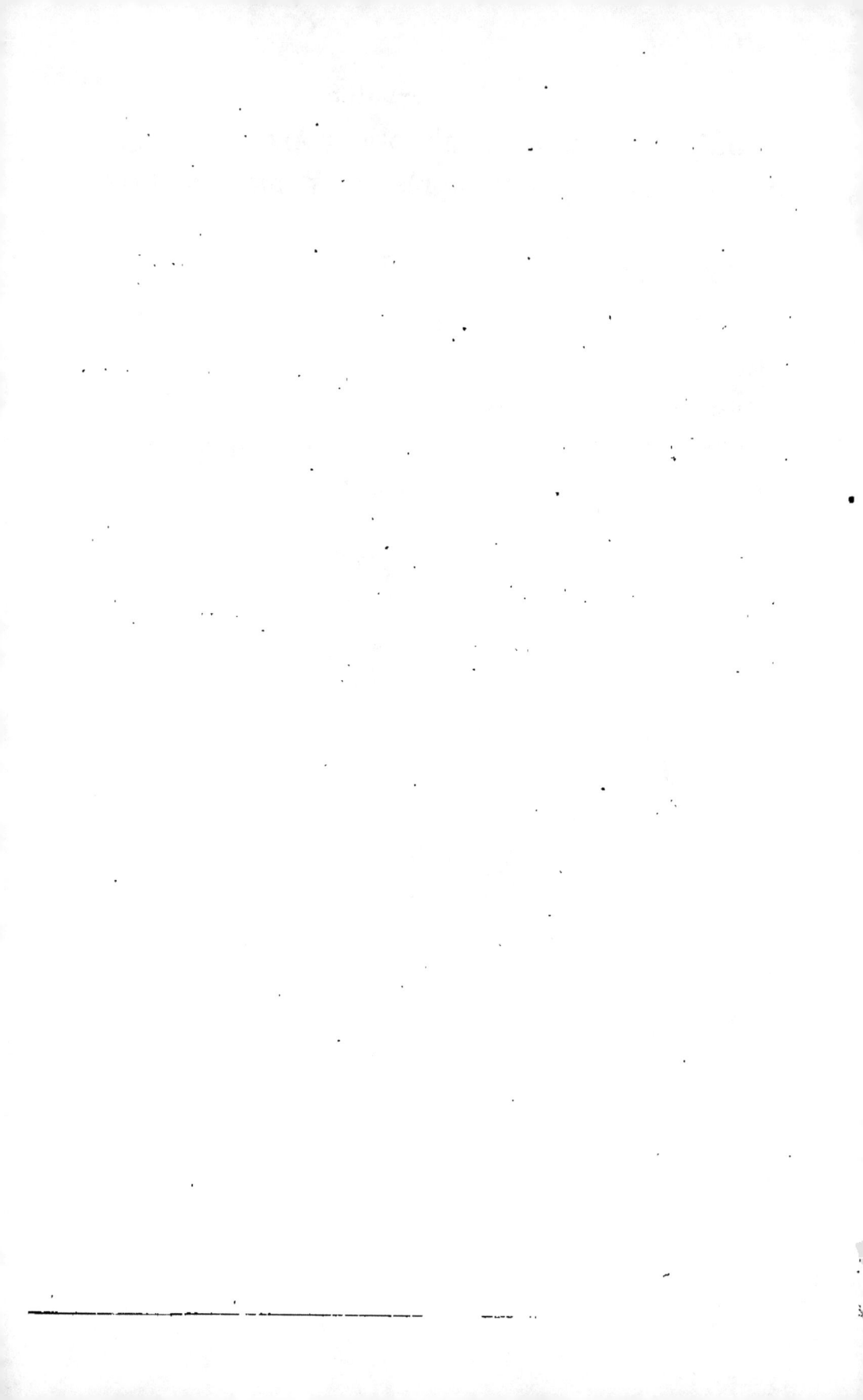

TABLE DES MATIÈRES.

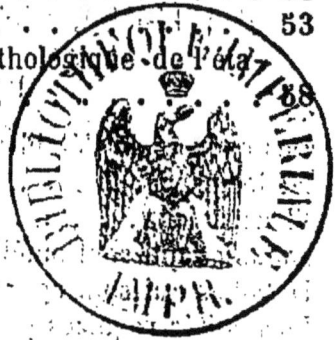

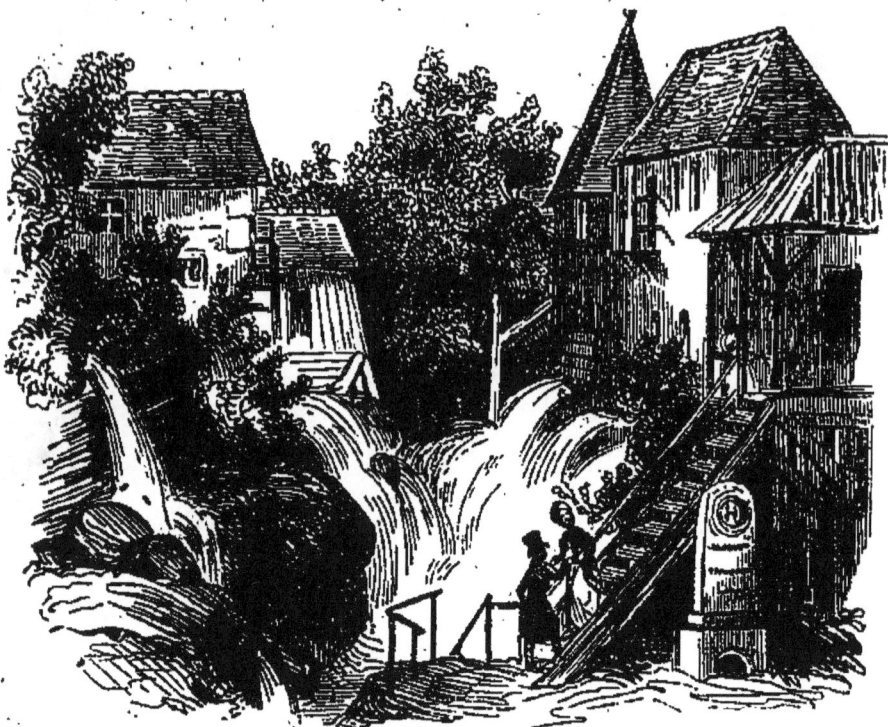

Environs d'Aix. — Cascade de Grésy.

Inscription gravée sur le monument funèbre érigé à la mémoire de madame de Broc, par la reine Hortense.

MADAME LA BARONNE DE BROC,
AGÉE DE VINGT-CINQ ANS, A PÉRI SOUS LES YEUX DE SON AMIE,
LE 10 JUIN 1813.
Ô VOUS, QUI VISITEZ CES LIEUX,
N'AVANCEZ QU'AVEC PRÉCAUTION SUR CES ABIMES :
SONGEZ A CEUX QUI VOUS AIMENT.

Paris. — Imprimerie de L. MARTINET, rue Mignon, 2.